OBSERVATION D'UN CAS DE RAGE

OBSERVATION

D'UN

CAS DE RAGE

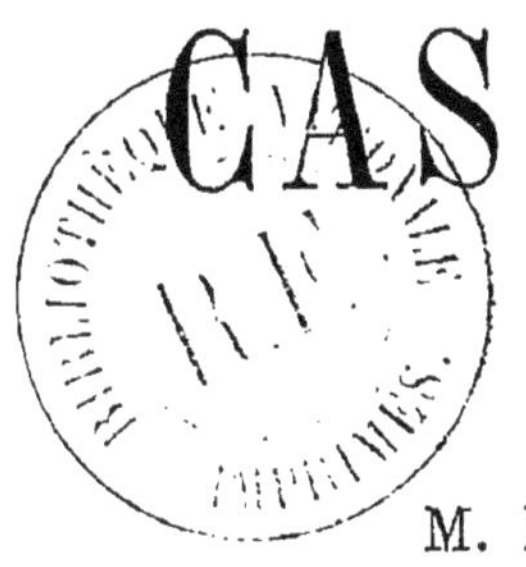

PAR

M. le Dr PAUL LEVASSEUR

Lauréat de l'Académie de Médecine de Paris ; ancien Président
de l'Académie des Sciences, Belles-Lettres et Arts de Rouen ; Médecin
en chef de l'Hôtel-Dieu ; Chirurgien des Asiles d'aliénés de
la Seine-Inférieure ;
Membre et Secrétaire du Conseil central d'Hygiène et de salubrité publique ;
Membre et Secrétaire de la Commission permanente de Vaccine
du département ; ancien Président de la Société de Médecine de Rouen,
etc., etc.

ROUEN

IMPRIMERIE DE ESPÉRANCE CAGNIARD

rues Jeanne-d'Arc, 88, et des Basnage, 5

1882

OBSERVATION D'UN CAS DE RAGE

Par M. le Dr Paul LEVASSEUR

Le 15 octobre 1881, entrait à l'Hôtel-Dieu, salle Saint-Arsène, la dame Quesné, femme de quarante-cinq ans, atteinte de rage confirmée.

Cette malade demeurait rue aux Bœufs, faubourg Saint-Sever, dans une maison d'ouvriers, occupée par un groupe d'habitants.

Six semaines avant son entrée à l'hôpital, elle avait été mordue à la *main droite* par un petit chien appartenant à un des locataires. Elle n'y prit pas garde tout d'abord, habituée qu'elle était de le voir aller et venir dans la maison.

Le propriétaire du chien ayant eu connaissance du fait, envoya le lendemain l'animal chez le vétérinaire départemental pour faire constater son état, et notre distingué collègue, M. Philippe, après un examen attentif, reconnaissait bientôt un nouveau cas de *rage canine*, malheureusement trop fréquente *autour de nous*.

L'affaire fit quelque bruit ; la malade elle-même en fut informée, et resta triste pendant plusieurs jours. (Aucun traitement abortif, hélas, n'avait été appliqué !) Toutefois, sa petite blessure se cicatrisant, elle n'y pensa plus, et reprit pendant quelques semaines son travail habituel.

Le 12 octobre, son mari remarqua qu'elle était plus abattue que d'ordinaire ; elle accusait un malaise général et de l'inappétence.

Le 14, un médecin appelé constatait la rage et l'envoyait à l'Hôtel-Dieu.

Le 15, à la visite du matin, nous la trouvons dans l'état suivant : « figure altérée, teinte sub-ictérique de la face ; peau froide ; pouls petit au-dessus de 100 ; intelligence nette. » L'interne de service, qui lui a donné des soins pendant la nuit, nous dit qu'elle a eu des crises convulsives répétées, malgré des injections de morphine pratiquées deux fois depuis son entrée. (Cinq centigrammes de morphine administrés par la méthode sous-cutanée, depuis douze heures, n'ont amené aucun changement ni provoqué le moindre repos.)

La femme Quesné est triste, mais calme ; elle connaît son état, nous raconte les détails et les circonstances de l'accident initial ; nous dit qu'elle est perdue, qu'elle va mourir, et nous recommande tous les siens.

L'examen auquel nous avons procédé alors nous a permis de constater au niveau de l'articulation metacarpo-phalangienne du pouce droit, une cicatrice de moins d'un centimètre d'étendue, formant un relief appréciable au niveau de la peau. Elle n'est ni rouge ni sensible au toucher. Cependant la malade affirme que des douleurs, *partant de là,* lui gagne le bras et le tronc, pour déterminer des spasmes, des étouffements et même des crises convulsives généralisées.

La bouche et la gorge sont sèches, rouges, fortement injectées ; nous n'y avons constaté aucune altération autre ; rien non plus du côté du frein de la langue

Quand on veut lui donner à boire, la femme Quesné prend le gobelet d'étain qu'on lui présente et le porte à ses lèvres ; mais aussitôt éclate le *spasme pharyngien*, bientôt suivi de crises convulsives avec crachotement répété.

Le plus léger déplacement de l'air renouvelle les accès. Dans l'intervalle, elle dit qu'elle éprouve le besoin de mordre, tout en se défendant de vouloir le faire.

Le traitement institué ce jour a reposé tout entier sur les injections sous-cutanées de morphine. (Dix centigrammes de ce médicament ont été ainsi administrés dans les vingt-quatre heures.)

Le 16, à la visite du matin, l'état est le même, avec une agitation plus grande : les crises sont plus fréquentes et plus longues.

Nous conseillons alors une injection sous-cutanée de dix gouttes d'hydrate de chloral, avec ordre d'en surveiller les effets et de la renouveler suivant le besoin.

La malade a deux heures de répit. On renouvelle l'injection ; le calme renaît pour deux heures encore. Cette malheureuse, qui a toujours conscience de sa position déclare qu'elle se sent soulagée après chaque opération, et prie instamment qu'on lui fasse une nouvelle injection.

Il en est pratiqué douze dans les vingt-quatre heures (c'est-à-dire que six grammes d'hydrate de chloral ont été injectés).

Le 17, calme relatif : pas de crises spontanées ; la malade ne peut boire ; cependant elle suce le biberon qu'on lui offre ; mais aussitôt le spasme pharyngo-epiglottique reparaît ; elle se rejette alors en arrière, la face se congestionne, et la crise reparaît tout entière.

Les injections de chloral sont continuées durant vingt-quatre heures encore, avec les mêmes intervalles de deux heures ; et, pendant tout ce temps, la femme Quesné est tranquille ; elle accuse une sorte de bien-être ; sa face, profondément amaigrie, s'éclaire un peu ; elle parle en balbutiant, mais se dit bien. Elle a tout l'aspect que donne l'ivresse ; cependant l'intelligence demeure. La malade ne gémit plus ; elle se trouve vraiment mieux, et croit qu'elle va guérir.

Toutefois l'épuisement continue son œuvre de destruction ; et la mort survient le 18, vers le matin.

Cette observation est intéressante à plus d'un titre.

Elle prouve d'abord qu'une morsure de chien doit toujours être tenue *pour suspecte*, alors même que *l'animal est connu* et, en apparence, du moins, incapable de nuire.

Elle montre aussi, comme l'a établi *Auzias-Turenne* que l'évolution rabique est en rapport avec un *travail* pathologique qui s'établit sur place, à l'endroit même de la morsure.

Ce travail *in situ* est-il le premier terme de la rage ou en marque-t-il l'infection confirmée ? On ne saurait le dire. Cependant il est des virus qui ne révèlent leur entrée en possession de l'organisme qu'après un travail analogue d'induration que l'on observe au point même primitivement touché. Les manifestations syphilitiques sont dans ce cas.

S'il en était ainsi, si ce travail *préliminaire précédait l'éclosion de la rage*, il est évident qu'il y aurait lieu de procéder à la cautérisation de la *plaie d'entrée* ou de *sa cicatrice*, même longtemps après la morsure.

En tout cas, nous estimons qu'elle doit toujours être pratiquée aussitôt que possible, et qu'elle peut être encore faite même après plusieurs jours de l'accident.

Pour ce qui est de la prophylaxie, c'est-à-dire du moyen de prévenir la rage, elle repose uniquement sur l'application des règlements contre les chiens.

Dans un rapport présenté au Conseil d'hygiène de Paris, M. Dujardin-Baumetz (1882) a réuni les observations de rage humaine constatées à Paris depuis plusieurs années, et démontré que leur progression était en raison directe de la non application des règlements contre les chiens.

La statistique qu'il a dressée établit que de 1872 à 1877 « le nombre des personnes qui ont succombé à la « rage a été de 36, ce qui donne comme moyenne, PAR « AN, *6 cas;*

« En 1878, au contraire, on en a réuni 24 observa- « tions ;

« En 1880, on n'en note plus que 5.

« Cette diminution s'explique par l'hécatombe de
« chiens errants que l'on fit en 1879.

« En effet, on en abattit cette année 9479.

« On crut le péril conjuré ; l'autorité se départit
« alors de la sage sévérité qui avait amené cette heu-
« reuse décroissance. La conséquence était facile à pré-
« voir : les accidents reparurent aussitôt et donnèrent,
« en 1881, *23 cas* de rage humaine. »

Les lois et règlements sur les chiens ne sauraient
donc être appliqués trop sévèrement ; il serait même
bon d'en provoquer de plus rigoureux si ceux que notre
législation a mis en vigueur sont insuffisants.

Bien qu'il ait été impuissant jusque là, le traitement
de la rage confirmée ne doit pas être abandonné.

Dans l'observation qu'il nous a été donné de recueil-
lir, nous avons noté avec soin les résultats que nous ont
fournis les injections répétées de chloral. Les crises se
sont affaiblies aussitôt pour disparaître presque entière-
ment ensuite.

Pendant quarante-huit heures on a pu maintenir la
malade dans une sorte d'ivresse et mettre un terme aux
convulsions, aux accès de fureur, aux envies de mordre, etc., le soulagement a été des plus manifestes.

La conclusion pratique à tirer de ces faits nous paraît
formelle : on ne doit pas rester spectateur en présence
de pareilles scènes : la médecine ne doit pas abdiquer ;

une porte lui reste ouverte qui lui permet d'apporter le soulagement, sinon la guérison.

Déjà on avait employé le chloral en lavement, et même en injection dans les veines, et on en avait signalé les avantages dans une observation recueillie à la Pitié (service de M. Gallard). Mais les injections intra-veineuses ne sont pas toujours inoffensives.

Par la méthode sous-cutanée, au contraire, elles ne présentent aucun inconvénient. Il y a donc lieu d'insister sur ce point pour provoquer des observations à l'appui, en attendant que les recherches modernes nous mettent en possession d'un remède contre la rage.

Les études que M. Duboué, de Pau, a publiées sur cette question l'ont éclairée d'une manière remarquable. Cet auteur a bien montré la marche envahissante du virus, en décrivant les désordres progressifs qu'il détermine du côté des nerfs sensitifs du point de la morsure jusqu'au bulbe cérébral.

Les expériences que M. Pasteur a faites sur ce sujet sont venues confirmer les observations de M. Duboué. Notre grand physiologiste a reproduit, à coup sûr, la *rage furieuse* et la *rage mue*, en inoculant sur le cerveau d'un chien sain un atome de substance cérébrale pris sur le cerveau d'un chien enragé.

La lumière étant faite sur la nature de l'agent en cause et sur son mode de propagation dans l'économie, il n'y a plus qu'une étape à franchir pour arriver à la découverte du remède. Et nous avons le droit d'espérer que le Maître dans la science des virus nous le donnera un jour. Déjà nous devons à M. Pasteur nombre de vaccins : grâce à ses admirables découvertes, on peut aujourd'hui combattre, ou prévenir sûrement, le charbon, le choléra des poules , la péri-pneumonie, etc..... Il n'est donc pas téméraire d'attendre de ses expériences le véritable agent prophylactique de la rage, ou son remède. Ce jour-là, M. Pasteur aura, encore une fois, bien mérité de l'humanité.

Docteur PAUL LEVASSEUR

Médecin en chef de l'Hôtel-Dieu, secrétaire du Conseil central d'Hygiène de la Seine-Inférieure.

Rouen. — Imprimerie de E. Cagniard.

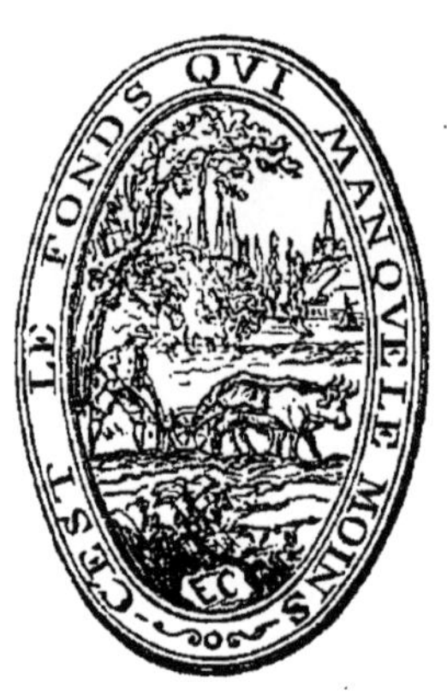

OBSERVATION

D'UN

CAS DE RAGE

PAR

M. le Dr PAUL LEVASSEUR

Lauréat de l'Académie de Médecine de Paris ; ancien Président
de l'Académie des Sciences, Belles-Lettres et Arts de Rouen ; Médecin
en chef de l'Hôtel-Dieu ; Chirurgien des Asiles d'aliénés de
la Seine-Inférieure ;
Membre et Secrétaire du Conseil central d'Hygiène et de salubrité publique ;
Membre et Secrétaire de la Commission permanente de Vaccine
du département ; ancien Président de la Société de Médecine de Rouen,
etc., etc.

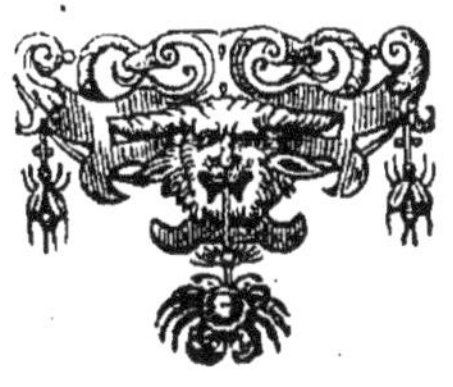

ROUEN

IMPRIMERIE DE ESPÉRANCE CAGNIARD

rues Jeanne-d'Arc, 88, et des Basnage, 5

—

1882